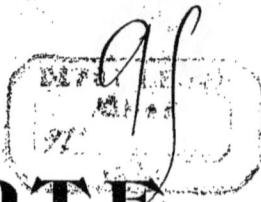

NOTE

SUR UN

AUTOCLAVE A FONCTIONS MULTIPLES

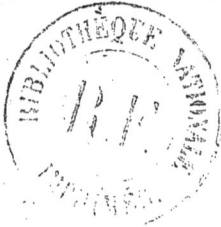

PAR

A. PANNETIER O. ✿

Correspondant national de la Société de Pharmacie de Paris.

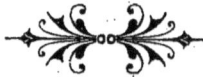

MONTLUÇON

IMPRIMERIE DU *CENTRE MÉDICAL*

—

1903

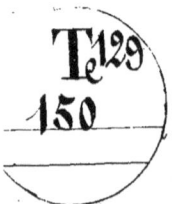

NOTE

SUR UN

AUTOCLAVE A FONCTIONS MULTIPLES

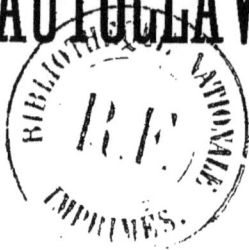

PAR

A. PANNETIER O. 🌿

Correspondant national de la Société de Pharmacie de Paris.

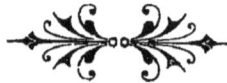

MONTLUÇON
IMPRIMERIE DU *CENTRE MÉDICAL*

—

1903

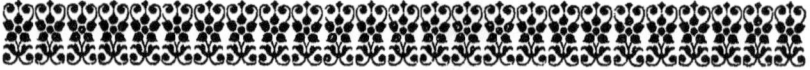

NOTE

SUR UN

AUTOCLAVE A FONCTIONS MULTIPLES

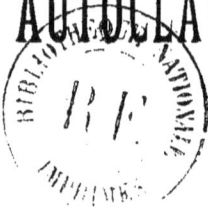

Il y a quelque temps mon excellent confrère, M. Léchappé, de Montolieu (Aude), me demandait de lui faire construire un autoclave remplissant, non seulement les fonctions que l'hygiène et la bactériologie réclament de ces appareils, mais pouvant aussi servir à la pulvérisation et à la vaporisation d'antiseptiques. De plus, cet appareil devait pouvoir, à l'occasion, prendre place dans le laboratoire du pharmacien en qualité d'alambic.

L'idée de ces fonctions multiples me parut réalisable et assez originale pour chercher à étendre encore par des transformations pratiques les emplois de l'appareil qui devint un véritable Protée, c'est ainsi d'ailleurs que nous l'avons baptisé, avec le parrainage de ses nombreuses applications :

Autoclave stérilisateur à chaleur sèche pour la stérilisation des instruments de chirurgie, linges, objets de pansements, bouillons de culture, etc.,

Autoclave stérilisateur à vapeur sous pression,

Autoclave pour la cuisson à haute température, sous pression et pour la fabrication des conserves alimentaires,

Générateur à vapeur pouvant actionner un moteur, ou servir à donner des douches de vapeur, ou chauffer un laboratoire à vapeur, ou être appliqué au chauffage domestique,

Pulvérisateur de liquides antiseptiques,

Vaporisateur d'antiseptiques volatils,

Alambic simple,

Alambic rectificateur,

Alambic pour distillations fractionnées,

Alambics pour distillations multiples,

Alambic à bain-marie,

Alambic pour distillation à la vapeur,

Appareil à évaporer dans le vide,

Bain-marie découvert,

Bain-marie clos,

Chaudière simple,

Appareil à produire l'eau stérilisée potable et de façon continue,

Appareil à pasteuriser les vins,

Appareil pour l'échaudage des vignes et des arbres fruitiers, etc.

Tels sont les emplois de l' "Utile Protée" que j'ai combiné en collaboration avec M. Léchappé Si quelques-uns de ces emplois sont un peu secondaires, bain-marie, chaudière simple, par exemple, d'autres, le plus grand nombre, nous paraissent assez importants pour être soumis à votre savante appréciation.

Description de l'" Utile Protée "

L'"Utile Protée" (fig.1 et suiv.) se compose : D'une chaudière close A munie d'un tuyau de vidange 1, d'une soupape de sûreté 2, d'un manomètre 3, d'un niveau d'eau 4, et de deux ouvertures 5 et 6 pouvant se fermer par des tampons écrous. Ces deux ouvertures reçoivent un thermomètre ou tout autre appareil ou peuvent servir à l'introduction de liquides dans la chaudière A.

Dans cette chaudière A qui repose directement sur le fourneau F, plonge une autre chaudière cylindro-sphérique C portant un tuyau de vidange 7 et surmontée d'un chapiteau amovible D.

Ce chapiteau D porte au sommet une ouverture 8 fermant par un bouchon à écrou (fig. 1) ; à l'intérieur de ce chapiteau on peut placer à volonté un autre chapiteau rectificateur E (fig 2) à plateaux contrariés et dont la base repose dans une collerette M qui règne, formant joint hydraulique, en haut et sur le pourtour de la chaudière C.

Le chapiteau D peut être réuni, par un tuyau 9 adapté à l'ouverture 8, à un système de réfrigérants RR' etc., fermés à la partie supérieure par des plateaux P, P', etc., à joints hydrauliques. Le serpentin S. S' de chaque réfrigérant peut être réuni au suivant par un tube à trois branches 10 ; l'une des branches de ce tube aboutit au plateau obturateur du réfrigérant suivant, et ainsi de suite pour la série jusqu'au dernier serpentin qui se termine au vase destiné à recevoir le produit des opérations. Les serpentins supérieurs se déversent eux-mêmes dans le tube 10 formant ainsi la 3e branche ; à l'intersection de ces trois branches est un robinet à trois voies 11, permettant des prises sur chaque serpentin en fermant les accès supérieurs pour ne laisser ouvert que le bec du robinet.

L'"Utile Protée" comporte encore un robinet automatique G décrit plus loin qui n'est pas la partie la moins originale de l'appareil, et qui s'adapte soit horizontalement, soit verticalement, à volonté, sur le tuyau partant de l'ou-

verture 8 du chapiteau D ; puis un ou plusieurs cylindres HH', etc., indé-
pendants, à parois résistantes à la pression de 5 atmosphères, fermés au
sommet par un plateau maintenu par des écrous de serrage. Ces cylindres
portent sur le plateau et latéralement des ouvertures pouvant se fermer par
des tampons à écrous. A l'intérieur ils renferment divers organes amovibles
qui seront décrits quand nous rendrons compte de leurs fonctions. Ces
cylindres sont employés d'une part comme récipients de passage, et d'autre
part comme étuveurs. Des étuves plus grandes peuvent d'ailleurs y être
adaptées ou substituées.

Enfin un filtre J, alimenté par un robinet à trois voies 12, fait aussi partie
de l'"Utile Protée".

Telle est la description essentielle de cet appareil auquel d'autres organes
peuvent être ajoutés pour lui permettre de remplir telle ou telle fonction.

Tout le système peut être installé à demeure fixe ou monté sur chariot
(fig. 7).

Cette description sera complétée dans le développement des diverses
applications que nous allons passer en revue.

APPLICATIONS DE L'UTILE PROTÉE :

I. — Asepsie et Antisepsie en général.

*Fonction 1. — Autoclave-stérilisateur à chaleur sèche pour la stérilisation des
instruments de chirurgie, des linges, objets de pansements, bouillons de
culture, etc.*

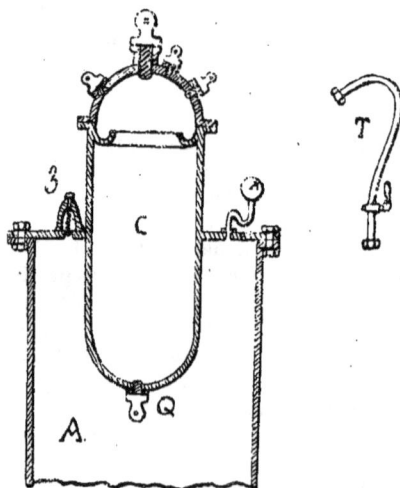

Fig. 1.

Pour l'étuvage à sec, les objets sont placés (fig. 1) dans la chaudière C
hermétiquement close, la chaudière A, génératrice de vapeur, ayant sa sou-

pape de sûreté graduée pour la température à obtenir, la pression correspondante sera d'ailleurs surveillée par le manomètre 3.

Fonction 2. — Autoclave stérilisateur par la vapeur sous pression.

S'il s'agit d'objets de moyenne dimension à étuver, ils sont placés dans la chaudière C qui est mise en communication avec la chaudière A d'où se dégage la vapeur surchauffée, communication qui est réalisée d'une part en enlevant le tampon de fermeture Q placé au fond de la chaudière C, et d'autre part en raccordant les deux chaudières par le tube en point d'interrogation T (fig. 1).

Si les objets sont volumineux, les deux chaudières A et C sont remplies d'eau, mises en communication l'une avec l'autre par l'ouverture du fond de C et le tube point d'interrogation T, la vapeur surchauffée est dirigée dans les cylindres étuveurs HH' ou dans une étuve de grandeur appropriée (fig. 2).

Fonction 3. — Désinfection par antiseptiques volatils.

Soit par exemple la désinfection par l'aldéhyde formique.

Dans la chaudière C on met (fig. 2) quantité suffisante d'une solution d'aldéhyde formique à 40 % et additionnée de chlorure de sodium ou de

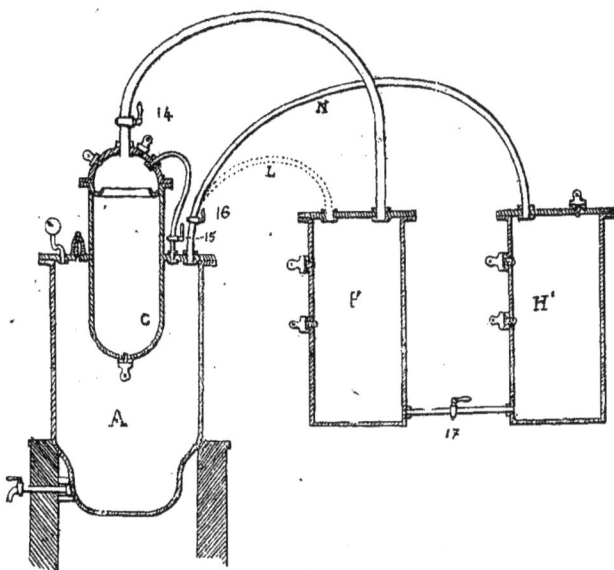

Fig. 2.

calcium dans la proportion de 200 gr. de chlorure pour un litre de solution formique. (La solution de ces chlorures dans l'aldéhyde formique à 40 % se fait par simple mélange avec agitation).

Lorsque le manomètre du générateur de vapeur marque 3 atmosphères, on ouvre doucement le robinet 14 pour lancer l'aldéhyde formique régéné-ré dans l'appartement à désinfecter à travers une cloison ou une porte ou dans les étuveurs FF' (dans ce dernier cas les robinets 16 et 15 sont fermés, le robinet 17 est ouvert).

Fonction 4. — Désinfecteur par antiseptiques volatils combinés à la vapeur d'eau sous pression (fig. 2).

Soit par exemple la désinfection par l'aldéhyde formique combiné à la vapeur d'eau.

On procède comme dans la désinfection par l'aldéhyde formique seul, mais en même temps on fait passer la vapeur d'eau sous pression du géné-rateur dans les étuveurs.

(La chaudière A est mise en communication par la tuyauterie L avec le récipient étuveur H, la tuyauterie N étant supprimée. Les robinets 14, 16, 17 sont ouverts, 15 est fermé).

II. — Hygiène usuelle et Industrie.

Fonction 5. — Autoclave : 1º pour la cuisson à haute température et sous pression ; 2º pour la fabrication des conserves alimentaires.

Les objets à cuire sous pression ou les conserves alimentaires sont placés d'une part dans la chaudière C et d'autre part dans les étuveurs HH' dans lesquels la vapeur sous pression est envoyée du générateur (fig. 3).

Dans la chaudière C la cuisson peut se faire directement, sans présence

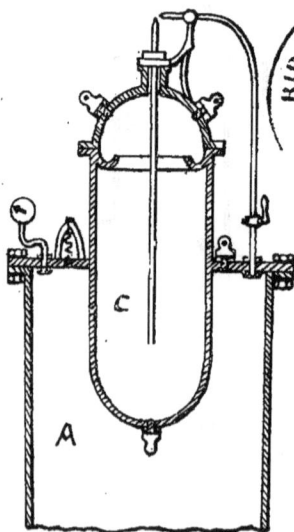

Fig. 3.

de vapeur, en supprimant toute communication entre cette chaudière et le générateur (fig. 1).

Fonction 6. — Générateur de vapeur constitué par l'ensemble des deux chaudières A et C, produisant la vapeur sous pression utilisable pour douches, mise en marche d'un moteur, chauffage de chaudières de laboratoire, ou chauffage domestique.

Fonction 7. — *Pulvérisateur de liquides antiseptiques.*

Le jet de vapeur du générateur peut être lancé sur un tube à faible section plongeant dans un vase ou dans la chaudière C contenant une solution antiseptique qui est ainsi projetée en jet très divisé, quasi-pulvérulent. (Pulvérisateur Giffard ou pulvérisateur à angle droit). (Fig. 3).

Fonction 8. — *Alambic simple à feu nu.*

L'appareil étant disposé comme l'indique la figure 4, la distillation s'effectue dans l'Utile Protée comme dans un alambic ordinaire.

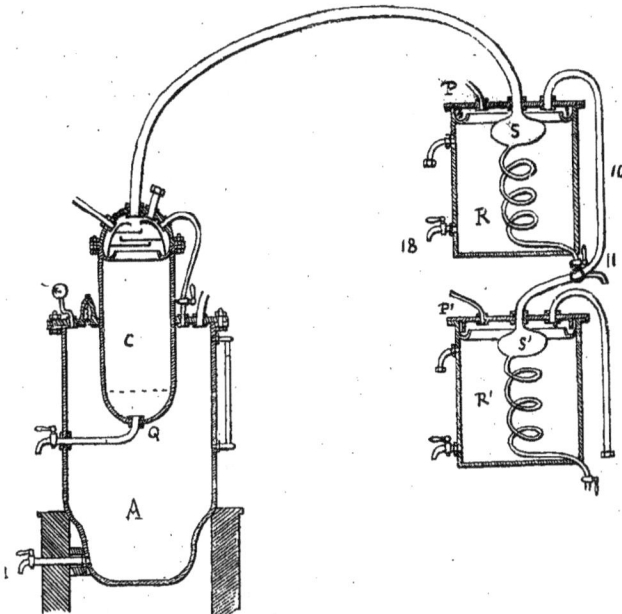

Fig. 4.

Le liquide à distiller est introduit dans les récipients A C R, à la fin de l'opération la vidange est retirée par les robinets 1 et 18.

Si la quantité de liquide à distiller n'est pas assez considérable pour remplir les trois récipients A C R on dispose le récipient R comme un simple réfrigérant à courant d'eau.

Fonction 9. — Alambic à bain-marie.

La chaudière A étant remplie d'eau sert de bain-marie à la chaudière C dont le fond est fermé par le tampon écrou.

Fonction 10. — Alambic pour distillations multiples.

La distillation peut se faire sur plusieurs liquides différents placés en A C, en R, R', etc.

Fonction 11. — Alambics pour distillations fractionnées et rectifications.

Si l'on fait communiquer par la partie supérieure chacun des réfrigérants d'une série R, R', R'', etc., avec le serpentin du réfrigérant suivant, on arrive d'une part à une rectification très poussée, et d'autre part, comme la température s'abaisse de plus en plus à mesure qu'on avance dans la série des réfrigérants, on peut obtenir des produits de la distillation fractionnée en prélevant les liquides à la sortie de l'un ou l'autre serpentin de la série par les robinets à 3 voies 11, 11'.

La rectification peut encore être réalisée au moyen du chapiteau rectificateur E qui est alors placé à l'intérieur du chapiteau de C.

Fonction 12. — Distillation à la vapeur.

Pour la distillation des fleurs et des plantes aromatiques à la vapeur, on place au fond de la chaudière C un disque perforé sur lequel on dispose les plantes modérément comprimées ; le fond de C est ouvert, la vapeur produite en A traverse la couche des plantes pour aller se condenser aux réfrigérants.

Fonction 13. — Appareil à concentrer dans le vide par raréfaction des vapeurs.

Pour plus de clarté et éviter double description de la marche du robinet automatique, nous décrirons cette fonction après la stérilisation de l'eau.

Fonction 14. — Bain-marie découvert.

La chaudière A fait bain-marie autour de la chaudière C dont le chapiteau est enlevé.

Fonction 15. — Bain-marie clos.

Comme ci-dessus, le chapiteau étant laissé en place.

Fonction 16 — Appareil à déplacement et à lixiviation à chaud et à froid.

Un plateau perforé est placé au fond de la chaudière C, les substances ou objets à lixivier sont disposés sur un plateau, le liquide lixiviateur est amené par la tubulure U ; le tube de vidange 7 sert à l'évacuation du liquide, lessive ou teinture.

Dans la lixiviation à chaud, la chaudière A fait bain-marie.

Fonction 17. — Chaudière simple.

Avant de passer à deux des plus importantes fonctions de l'Utile Protée. stérilisation de l'eau et pasteurisation des vins, citons pour mémoire la fonction la plus simple : la chaudière A, tous accessoires étant enlevés, peut être utilisée seule comme une vulgaire marmite.

Fonctions 18 et 19 :

Stérilisation de l'eau et Pasteurisation des vins.

Grâce à une disposition originale qui permet le remplissage et la vidange automatiques de la chaudière C, l'Utile Protée réalise la stérilisation de

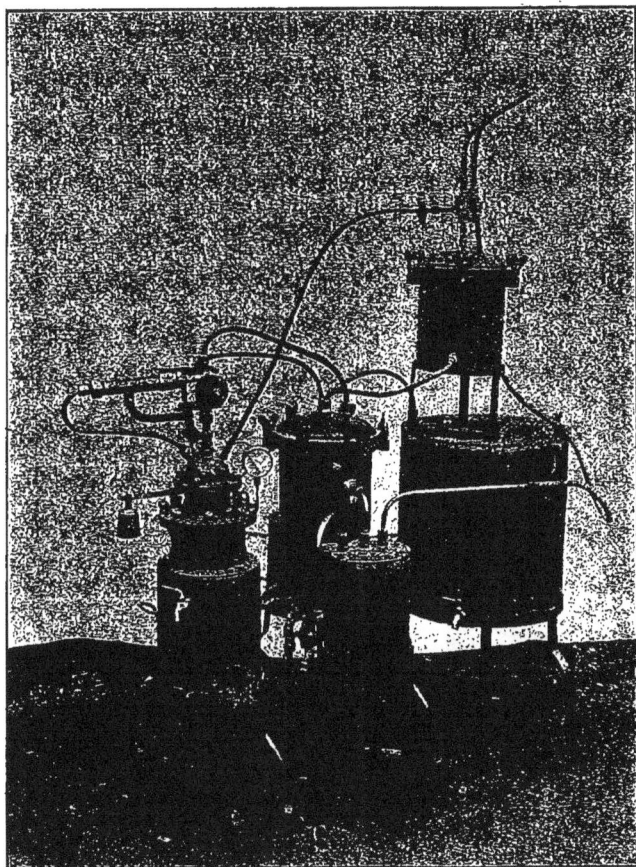

Utile Protée. — *Stérilisation de l'eau à production continue.*

l'eau, et la pasteurisation des vins d'une manière continue et presque sans besoin de surveillance.

Fonction 18. — Stérilisation de l'eau à production continue. (Fig. 5).

La chaudière intérieure C de l'Utile Protée est placée dans la chaudière extérieure A avec laquelle elle communique par le tube T.

Le chapiteau est traversé par un tube plongeur X qui porte en G un robinet à manette. La manette est commandée par la tige d'un piston logé dans un corps de pompe P auquel aboutit en O la vapeur qui se dégage de la chaudière par un tube Y.

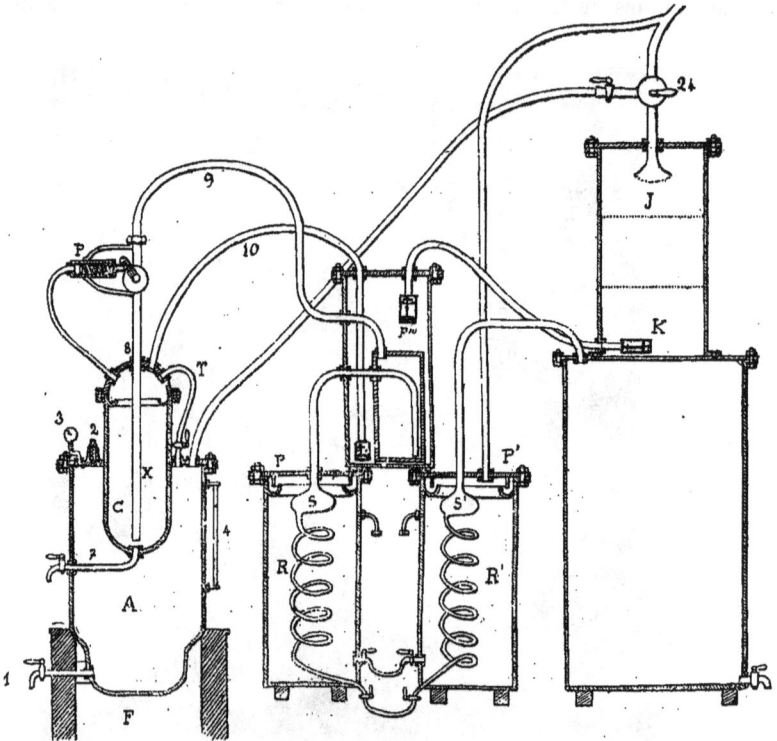

Fig. 5.

Tant que la tension de cette vapeur n'a pas atteint un degré déterminé pour lequel la résistance du ressort intérieur a été réglée, le piston amené au fond du corps de pompe tire la manette qui ferme le robinet

Mais lorsque la tension qu'on a prévue dans le réglage du ressort de P est atteinte, le piston chassé pousse la manette, le robinet G s'ouvre, la pression de vapeur s'exerçant à l'intérieur fait monter l'eau dans le tube plongeur d'où elle passe soit dans des serpentins S'R R'S' des réfrigérants soit dans d'autres récipients

Quand la tension de vapeur diminue, le piston de P revient en arrière, le robinet se ferme, l'eau arrive à ce moment de nouveau à l'appareil par la tubulure 10 qu'une soupape Z ferme automatiquement lorsque le niveau de l'eau est suffisant dans la chaudière.

Le robinet à 3 voies 24 permet d'amener la pression de vapeur dans le filtre J pour aider à l'arrivée de l'eau dans la chaudière C si la raréfaction de vapeur en C n'est pas suffisante pour faire cet appel

Notons qu'il est facile de rendre solidaires ce robinet à 3 voies et le robinet automatique C au moyen d'une tigelle.

Quand le robinet automatique G est ouvert, la voie vapeur du robinet 24 est fermée, la voie eau de la conduite de ville ou d'alimentation reste ouverte et le réservoir enfermé K du filtre se remplit.

Quand le robinet automatique G est fermé, la voie vapeur du robinet 24 s'ouvre et la voie eau se ferme. Puis la vapeur atteint de nouveau la tension prévue pour le fonctionnement du piston à robinet, l'appareil se vide de nouveau pour se remplir encore automatiquement, et ainsi de suite, d'une manière continue.

Telles sont les grandes lignes de l'opération.

Ajoutons cependant que l'eau arrivant par la conduite de ville passe d'abord sur le filtre J où elle se clarifie, elle va ensuite dans le récipient F''' qu'elle remplit avant de passer dans les chaudières. Ce récipient F contient un autre récipient étanche dans lequel l'eau stérilisée revient avant de passer aux réfrigérants. Enfin les tubes d'arrivée et de départ du filtre et du récipient F''' sont munies de soupapes qui empêchent le refoulement de l'eau.

Le robinet 14 doit toujours être fermé, on l'ouvre seulement lorsque le passage de l'eau sur le filtre J est trop lent pour amener l'aide de la pression de vapeur.

Pour donner une idée de l'importance du rendement de l'Utile Protée appliqué à la stérilisation, nous signalerons que 2 kilos de charbon de bois ont permis de chauffer pendant 2 heures l'appareil avec une production de 5 litres d'eau stérilisée par heure avec une chaudière C de 1 litre de capacité.

Remarquons aussi que l'eau stérilisée par l'Utile Protée n'a rien perdu de ses qualités originales, elle n'a subi aucune évaporation, sa teneur en gaz et en sels dissous est restée constante.

Fonction 13.— Appareil à concentrer dans le vide par raréfaction des vapeurs.

L' " Utile Protée " est disposé comme pour la stérilisation de l'eau, les réfrigérants et le filtre sont enlevés, le tuyau 10 communique avec le récipient dans lequel se trouve la substance à concentrer. Le tuyau 9 se rend à un déversoir ou bien si la substance à concentrer n'a pas à craindre l'action de la chaleur, ce tuyau aboutit à une chaudière formant bain-marie autour du récipient qui contient la substance à évaporer.

L'appareil ainsi organisé fonctionne comme pour la stérilisation de l'eau. Quand la pression est suffisante en A et C le robinet automatique s'ouvre, l'eau contenue en A et C s'échappe par la tubulure 22. Puis le robinet automatique se ferme, le vide relatif se produit et un appel d'air et de vapeurs se produit par le tuyau 23 aboutissant à la substance à concentrer.

Fonction 19 — Pasteurisation des vins et liquides fermentés (Fig. 6).

Pour la pasteurisation des vins on dispose la bouteille U à la place du chapiteau D de l'autoclave.

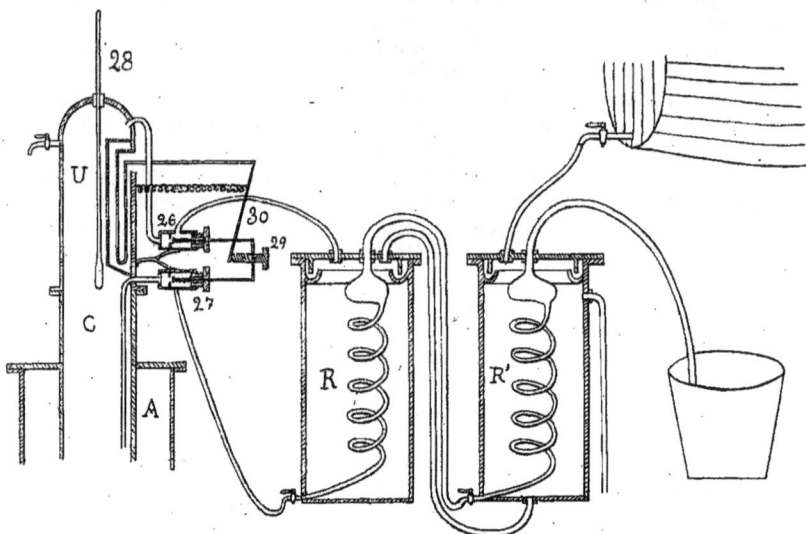

Fig. 6.

La chaudière A contient de l'eau, et la chaudière C reçoit le vin ou le liquide à pasteuriser.

Le régulateur est enfermé dans une boîte très mince, et la branche libre communique son action à un levier qui agit sur les soupapes 26 et 27.

Lorsque le thermomètre 28 indique que le degré voulu est atteint, on amène la vis 29 en contact avec le levier 30, de façon à ouvrir légèrement les soupapes 26, 27.

La température se maintenant aux environs du degré désiré le débit compensera l'arrivée du vin. Si l'arrivée du vin était trop considérable, la température s'abaisserait suffisamment pour faire revenir en place le régulateur et par suite le levier et les clapets.

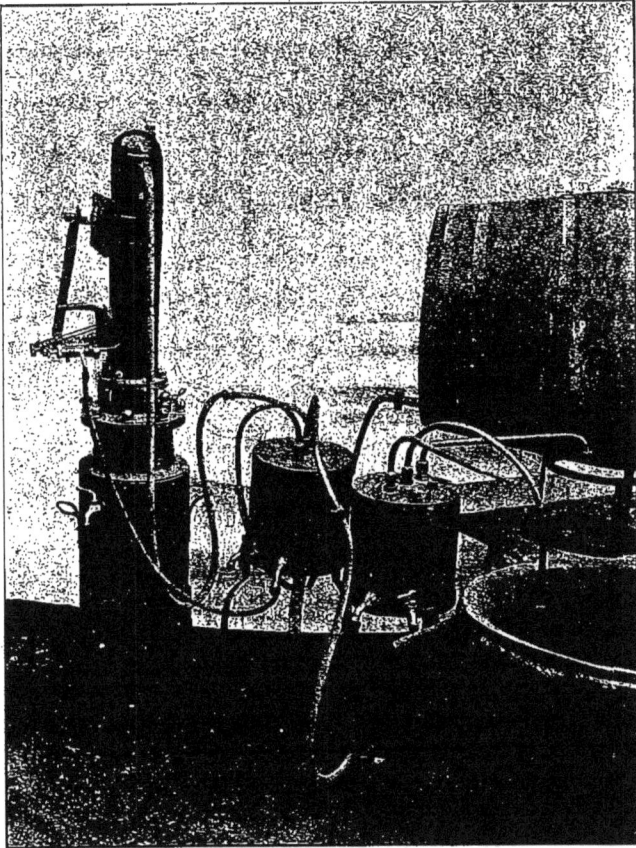

Utile Protée. — *Pastearisation des vins à production continue.*

Fonction 20. — Echaudage de la vigne et des arbres fruitiers. (Fig. 7).

Pour la destruction des parasites, insectes ou champignons, des vignes et des arbres fruitiers, l'eau bouillante paraît avoir donné les meilleurs résultats.

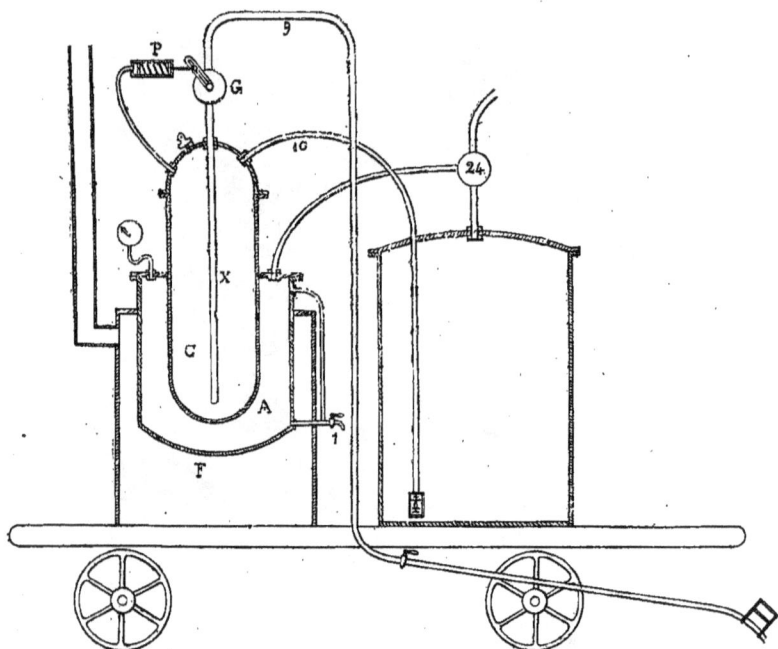

Fig. 7.

Or l'Utile Protée muni de son robinet automatique, disposé comme pour la stérilisation de l'eau (fig. 5), monté sur chariot pour la circonstance, permet de diriger un jet continu et maintenu à 100°.

La figure 7 montrera plus rapidement, et aussi bien qu'une description détaillée le fonctionnement de l'appareil échaudeur. Au moment où la pression est suffisante, l'eau bouillante passe dans le tube 9 pour aboutir à une lance d'arrosage. L'approvisionnement de l'eau est assuré par le tuyau 24 qui plonge soit dans le réservoir du chariot, soit dans une fontaine ou puits de la propriété si l'échaudage ne se fait pas dans un rayon trop éloigné de ladite fontaine.

M. Lechappé a fait d'intéressantes expériences d'où il ressort qu'un jet d'eau à 100° additionnée d'une petite quantité d'aldéhyde formique, projeté sur une souche, pénètre dans les plus petits interstices des écorces.

Si l'eau est additionnée de un pour mille d'aldéhyde formique (1 litre de solution à 40 °/o pour 400 litres d'eau) à 100°, les chenilles atteintes et leurs voisines sont asphyxiées ou échaudées, mais les chenilles ou larves enveloppées d'un cocon protecteur épais sont épargnées.

A 120° rien ne résiste : chenilles, larves même agglutinées et enveloppées de soie, sans que la circulation libérienne du végétal soit atteinte.

A. PANNETIER.

Commentry, 1er janvier 1903.

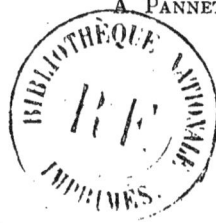

www.ingramcontent.com/pod-product-compliance
Lightning Source LLC
Chambersburg PA
CBHW070156200326
41520CB00018B/5425